DU TRAITEMENT

DES

FRACTURES DU MEMBRE INFÉRIEUR

PAR L'APPAREIL DE M. BAUDENS,

PAR M. COFFRES,

Médecin principal à l'hôpital du Gros-Caillou.

———

EXTRAIT DU BULLETIN GÉNÉRAL DE THÉRAPEUTIQUE.

———

PARIS.

TYPOGRAPHIE HENNUYER, RUE DU BOULEVARD, 7. BATIGNOLLES.

Boulevard extérieur de Paris.

———

1853

DU TRAITEMENT

FRACTURES DU MEMBRE INFÉRIEUR

PAR L'APPAREIL DE M. BAUDENS.

L'on répète sans cesse que la richesse des moyens en thérapeutique est un signe de pauvreté : nous ne pouvons accepter ce jugement. Peut-être répéterait-on mois souvent cette maxime banale, si les auteurs apportaient plus de soin à préciser les circonstances particulières dans lesquelles les moyens qu'ils préconisent sont spécialement indiqués. Oui, l'efficacité et la simplicité sont le but vers lequel doivent tendre les efforts des chirurgiens ; mais la simplicité ne vient qu'au second plan. Nous concevons que l'art, en se perfectionnant, fasse justice de ces machines compliquées que l'imagination trop féconde de certains hommes avaient multipliées à l'infini, sans profit pour les malades. Mais croire, avec quelques chirurgiens modernes, que l'on fait beaucoup pour le traitement des fractures en simplifiant outre mesure les appareils, en les supprimant même, c'est oublier qu'on ramène la chirurgie au temps de l'enfance de l'art.

Comme, dans les questions qui se traduisent en applications pratiques, les faits parlent plus haut et avec plus d'autorité que les raisonnements, aux observations nombreuses fournies par M. Baudens nous voulons en ajouter deux tirées de la pratique de notre hôpital, qui témoignent de nouveau des services que peut rendre l'appareil de ce savant chirurgien, dans les cas de fractures compliquées.

Obs. I. *Fracture oblique du fémur droit vers le tiers supérieur ; guérison sans raccourcissement.* — Le nommé C..., fusilier au 30me de ligne, se précipita, dans un accès de délire, dans la nuit du 5 au 6 juin 1850, du haut d'un second étage sur le pavé ; transporté immédiatement dans nos salles, nous constatâmes, à notre visite du matin, une déformation de la partie supérieure de la cuisse droite avec raccourcissement de 5 à 6 centimètres, et déviation du pied en dehors :

ces signes, joints à une crépitation sensible, nous firent facilement diagnostiquer une fracture oblique du fémur droit vers son tiers supérieur. Une saignée est prescrite, dans le double but de prévenir l'inflammation traumatique et de combattre l'agitation et le délire, que la chute n'a fait qu'aggraver. Le membre est provisoirement placé dans un appareil simple de Scultet, et soumis aux irrigations froides continues. Dans la journée, le malade dérange plusieurs fois son appareil, et il devient urgent, pour prévenir les désordres que pourraient occasionner ces mouvements désordonnés, de lui appliquer un appareil solide et résistant. Nous fîmes choix de celui de M. Baudens, comme répondant mieux que tout autre aux indications à remplir dans le cas spécial que nous avions à combattre. Cet appareil se compose des pièces suivantes :

1° Une boîte en chêne à ciel ouvert (fig. 1), plus longue que le membre pour lequel elle est destinée. Cette boîte est composée de quatre parois : une inférieure, deux latérales et une terminale.

La paroi inférieure est horizontale, c'est le plancher de la caisse. Elle a, pour un homme de taille moyenne, 23 centimètres de largeur sur 1 mètre 30 centimètres de longueur. Ce plancher, dans son extrémité pelvienne, est formé par une simple planchette longue de 31 centimètres, diminuée dans sa largeur aux dépens de son côté interne, afin de permettre au siége de reposer sur le lit, et de pouvoir passer un bassin sous le malade. Le rebord de l'extrémité de cette planchette est échancré pour le passage des liens de la contre-extension.

Parois latérales. La paroi latérale externe a 1 mètre 10 centimètres de longueur sur 23 centimètres de hauteur. L'interne a la même hauteur, mais elle n'a que 90 centimètres de longueur. Cette différence dans la longueur des deux parois latérales tient à ce que la paroi externe doit remonter jusqu'au niveau de la crête iliaque, tandis que l'interne s'arrête au-dessous des bourses. Ces deux parois sont percées chacune de deux rangées parallèles de trous qui ont environ 3 centimètres de diamètre, et sont distants l'un de l'autre de 5 centimètres. Ils servent à fixer les liens dits *coapteurs*. Ces parois sont destinées à être verticales ; pour cela, elles s'articulent par des charnières avec le plancher, au niveau duquel elles peuvent au besoin s'abattre. Quand elles doivent rester verticales, elles sont fixées par de forts crochets à la paroi terminale ou digitale.

Paroi terminale ou digitale. Cette quatrième paroi ferme la boîte du côté des orteils. Elle est articulée par deux charnières avec le plancher, et, quand elle est relevée, elle est fixée aux parois latérales par les crochets dont nous avons parlé plus haut. Elle est percée de trous destinés à recevoir les liens de l'extension et de la contre-extension, et présente sur son bord supérieur trois échancrures pour maintenir ces liens avec plus de solidité.

2° *Un anneau en peau de daim* (fig. 1), rempli de crin, épais et assez large ¦pour embrasser la partie supérieure du membre fracturé. A cet anneau, destiné à la contre-extension, sont fixées sur un des points de la circonférence deux cordes longues et solides.

3° *Un matelas en crin,* fait à l'aide d'un drap plié en plusieurs doubles, ayant la longueur et la largeur de la boîte, destiné à supporter le membre fracturé.

4° *Un petit coussin en crin,* long de 15 centimètres. Placé sous la face postérieure de la jambe, du mollet au talon, il sert à soutenir ce dernier; M. Baudens lui a donné le nom de *talonnière.*

5° *Plusieurs petits coussins disposés en pyramide,* et destinés à être mis sous le jarret, pour que le membre soit légèrement fléchi.

6° Enfin des bandes plus ou moins nombreuses, des morceaux de carton, du coton cardé, une solution de gomme, une serviette pliée en cravate et quelques draps.

Les pièces étant préparées, nous procédâmes à l'application de l'appareil de la manière suivante :

La boîte étant déployée, nous étendîmes sur son plancher le *matelas en crin* et au-dessus de lui la *talonnière*; puis nous fixâmes les liens extensifs d'une part sur le pied, et, d'autre part, sur le

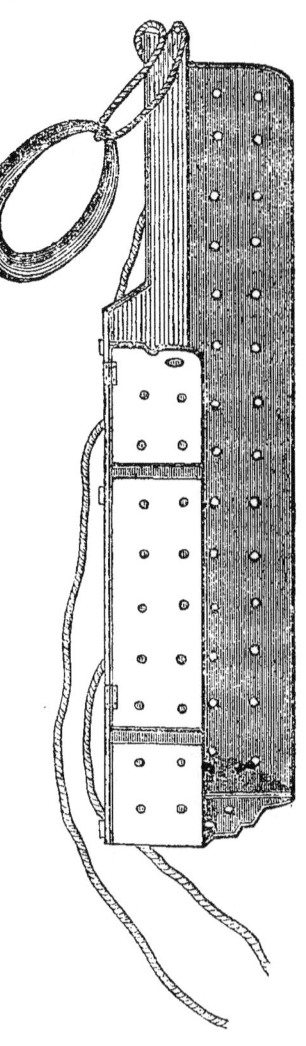

(Fig. 1.)

genou, en suivant à cet effet les préceptes de M. Baudens, et qu'il for-

mule de la manière suivante : le membre étant tenu par des aides, on
enveloppe le pied et la jambe d'une couche d'ouate jusqu'au genou,
ayant soin d'en placer une plus forte épaisseur au niveau des articulations. Après avoir maintenu ce coton par des tours de bande peu serrés,
on place sur la plante du pied, dans une direction parrallèle à l'axe de
cette partie, la portion moyenne de deux bandes d'une longueur d'un
mètre environ, et on les fixe à ce point, après avoir mis sur elles une
plaque de fort carton, ayant environ 5 à 6 centimètres de hauteur sur
4 de largeur, par quelques nouveaux tours de bande enroulés autour

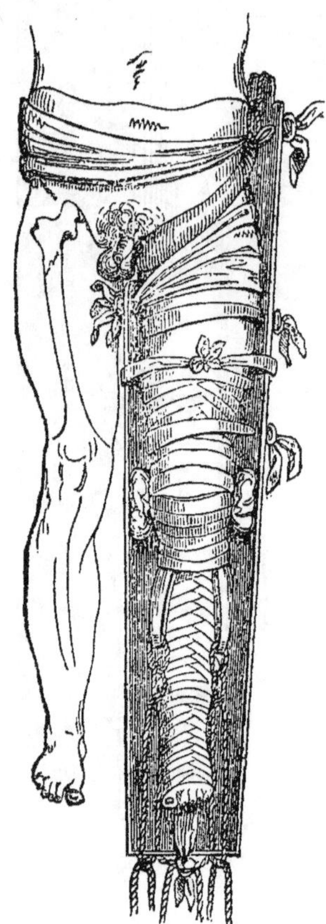

(Fig. 4.)

du pied. On entoure alors la jambe et
le genou d'un bandage roulé à doloire
très-rapprochées ; lorsqu'on est par-
venu au niveau du bord supérieur de
la rotule, on place en dedans et en dehors du genou la partie moyenne de
deux bandes de 2 mètres de longueur,
dont le chef inférieur est placé le long
du côté interne et du côté externe de la
jambe, et sur lequel on dispose une
lame de fort carton, préalablement
mouillée, qui doit s'étendre du rebord
supérieur de la rotule jusqu'au-dessus des malléoles ; le chef supérieur des
deux bandes interne et externe est ensuite renversé de haut en bas pour suivre
la direction du chef inférieur, dont il
est séparé par la lame de carton ; on
maintient le tout par de nouvelles do-
loires, qui doivent laisser les deux chefs
libres au niveau des malléoles ; on a
ainsi quatre lacs extenseurs sous la
plante du pied, et quatre lacs extenseurs le long de la jambe, deux de
chaque côté. Une précaution sur laquelle insiste M. Baudens *consiste à
bien matelasser, avec de l'ouate, le
cou-de-pied, les malléoles et les con-
dyles du fémur*, pour prévenir une pression trop forte, douloureuse,
et même des excoriations.

Ce bandage est ensuite entièrement recouvert d'une solution épaisse de gomme (trois parties de gomme sur une partie d'eau), afin de le solidifier et de le rendre inamovible.

Les agents d'extension étant appliqués, on engage le membre dans l'anneau en peau de daim, qu'on fait remonter aussi haut que possible vers l'ischion et la branche ascendante du pubis, en ayant soin de relever la corde au-dessus du grand trochanter. Les choses ainsi disposées, les aides glissent la boîte déployée sous le membre soulevé ; on le place alors à plat, de manière que sa face postérieure repose médiatement sur le plancher de la boîte, dont il se trouve séparé par le matelas en crin, par les petits coussins placés sous le jarret, et par la talonnière qui doit emboîter le tendon d'Achille, sans empiéter sur le calcanéum. Le talon, complétement libre, est ainsi efficacement soutenu, et à l'abri des douleurs, si souvent intolérables, occasionnées par la pression des appareils ordinaires. On ferme ensuite la caisse, en relevant les deux parois latérales et la paroi digitale, et on fixe le tout par des crochets. Le membre se trouve ainsi placé au fond de la boîte, soutenu sur les côtés par le matelas en crin, qui, le débordant en tous sens, est replié et maintenu par les parois latérales de la boîte, de manière à remplir l'office de faux fanon (fig. 2).

Tout étant ainsi disposé, et, le 7 juin au soir, l'appareil nous ayant paru assez sec pour résister aux efforts extensifs et contre-extensifs, nous procédâmes à la réduction de la fracture. Pour opérer la contre-extension, nous fîmes passer les deux bouts de la corde fixée à l'anneau en peau de daim dans les échancrures du rebord de l'extrémité pelvienne du plancher de la caisse ; puis, après les avoir ramenés de haut en bas, sous et le long de ce plancher, jusqu'à son extrémité digitale, nous exerçâmes sur eux une forte traction qui, communiquée à l'anneau, lui fit prendre un fort point d'appui sur la branche ascendante du pubis, et les nouâmes ensemble, après les avoir engagés dans les trous de la paroi terminale (fig. 2).

M. Baudens professe qu'il est encore plus facile de pratiquer cette contre-extension en dirigeant la corde attachée à l'anneau vers la tête du lit, et en la fixant dans ce lieu sur un de ses montants. Il traite de la sorte, dans ce moment, une fracture en dessous du grand trochanter, sur une dame très-impressionnable, et chez qui ce mode de contre-extension réussit à merveille.

L'extension fut opérée sur les lacs fixés à la plante du pied et sur les parties latérales du genou et de la jambe, et fut, sans grands efforts, portée au point de rendre au membre presque sa longueur normale. Alors nous fîmes passer chaque bout des bandes fixées au genou dans les trous de la paroi digitale, où ils furent arrêtés par une rosette.

Ceux de la plante du pied furent passés, les inférieurs dans les trous, et les supérieurs sur les échancrures de cette paroi, et ils furent, à leur tour, fixés par un nœud à rosette.

Pour remédier au déplacement du fémur suivant son épaisseur et sa direction, nous eûmes recours aux liens que M. Baudens nomme *coapteurs*, ainsi désignés parce qu'ils sont destinés à maintenir la coaptation, faite d'abord par le chirurgien, et à la rendre permanente. Ces liens sont faits avec des bandes larges de six à sept centimètres et longues d'un mètre environ. Pour les placer, on ouvre d'abord la boîte en abaissant ses parois latarérales. puis on fait glisser les bandes qui les composent entre le matelas de crin et la cuisse, et on ferme la caisse. Leur action devant avoir pour effet de remédier aux divers déplacements, ils doivent être diversements disposés, selon les indications à remplir. Si, par exemple, l'un des fragments tend à se porter en dehors, on applique au niveau du déplacement un ou plusieurs liens qui, embrassant tout le côté externe de la cuisse, vont se nouer sur un des trous de la paroi interne de la boîte, en ramenant ainsi les fragments dans une direction normale ; si, au contraire, le déplacement est en dedans, on applique les liens coapteurs en sens opposé. Dans le cas où les fragments se portent en avant, on y remédie par l'application d'un lien embrassant la face antérieure du membre, et dont les extrémités viennent se nouer sur les trous inférieurs des parois latérales. Ces pressions, tantôt antéro-postérieures, tantôt latérales, peuvent être portées à un très-haut degré par l'addition de compresses pyramidales. Chez notre malade, le déplacement étant situé au côté externe de la cuisse, pour ramener les fragments de dehors en dedans nous plaçâmes trois liens coapteurs sur cette région, en les passant au-dessus et en dessous du membre, et les nouâmes aux trous de la paroi latérale interne (fig. 2).

Ayant ainsi rempli toutes les indications, des compresses froides furent appliquées sur le lieu de la fracture, et nous combattîmes l'affection cérébrale par les moyens appropriés.

Le 8 et le 9, le délire continue ; le malade se livre à des mouvements excessifs ; mais, heureusement, ils n'ont aucune influence fâcheuse pour la réduction de la fracture, tant le membre est solidement fixé par les diverses pièces de l'appareil.

Le 10, mieux sensible dans les accidents cérébraux ; le gonflement et la tension du membre ont aussi diminué ; on resserre les liens coapteurs relâchés, et on exerce de nouvelles tractions sur les lacs extensifs et contre-extensifs.

Les 11, 12 et 13, le mieux continue, et vers le 14, le malade entre en convalescence de son affection cérébrale. A cette époque, la tension et l'engorgement des parties sont presque nuls ; nous cessons les applications froides et exerçons de nouvelles tractions sur les liens extensifs, contre-extensifs et coapteurs, de manière à mettre définitivement le membre dans une direction et une longueur normales. Dès ce jour, nous nous bornons à une simple surveillance, laissant à la nature le soin de la consolidation. Elle ne fut entravée par aucun accident, et elle nous parut assez complète pour nous permettre d'enlever l'appareil le 15 septembre : nous constatons alors avec satisfaction que la guérison s'est opérée sans aucun raccourcissement ; le membre n'est ni déformé ni amaigri, et la tumeur du cal indique seule au toucher le siége primitif de la fracture ; toutefois, les articulations tibio-tarsienne et tibio-fémorale sont encore le siége d'une raideur assez prononcée. Nous prescrivons contre elle des bains, des liniments et des mouvements faits avec précaution.

Le 25 septembre, la malade se lève, marche avec des béquilles, qui sont bientôt remplacées par un béquillon ; il sort de l'hôpital le 14 novembre, n'éprouvant qu'un peu de raideur dans le membre, contre laquelle nous lui conseillons les liniments excitants, les bains et les douches sulfureuses.

Cette observation parle trop haut pour qu'il soit besoin de la faire suivre d'un long commentaire. Je ne connais aucun appareil qui eût résisté aussi efficacement aux mouvements désordonnés auxquels le malade s'est livré dans son délire. Nous allons voir maintenant que, dans les cas de fractures comminutives les plus graves, l'emploi de l'appareil de M. Baudens peut encore fournir des résultats non moins remarquables.

Une des conditions morbides les plus fâcheuses des fractures du membre inférieur est la tendance des fragments à se déplacer. Bien que cet accident se manifeste plus souvent dans les cas de fracture de la cuisse que dans celles de la jambe, à cause de la différence des masses musculaires, il arrive cependant quelquefois que dans ces dernières le déplacement des fragments, lorsque les deux os ont été brisés, est tellement considérable qu'il est alors besoin de la résistance la plus soutenue pour en triompher. C'est dans ces cas, et surtout lorsqu'à ces circonstances viennent se joindre des solutions de continuité aux parties molles et des pertes de substance dans la continuité des os, que l'appareil de M. Baudens est principalement appelé à rendre des services signalés. Le fait suivant en est un remarquable exemple.

Obs. II. *Fracture comminutive des deux os de la jambe droite au tiers inférieur, produite par un coup de feu dans les journées de décembre : extraction de nombreuses esquilles, perte de sub-stance au tibia de quatre à cinq centimètres ; guérison sans rac-courcissement et sans déviation du membre.* — Perrin (Jules-Auguste), sergent-major de carabiniers au 15ᵉ léger, né à Sedan (Ardennes), le 11 juillet 1823, d'un tempérament nerveux, d'une bonne constitution, est entré à l'hôpital du Gros-Caillou le 5 décembre 1851, à midi, et placé au nº 4 de la salle 8.

Ce sous-officier a été blessé la veille, en attaquant une barricade à la porte Saint-Denis, et a reçu les premiers secours à l'ambulance. A son entrée, il présente deux plaies par arme à feu, l'une en dedans, vers le tiers inférieur de la jambe, au niveau de la face interne du tibia ; l'autre en dehors, immédiatement en arrière du péroné. La balle, après avoir fracturé le tibia en nombreux fragments, a atteint le péroné, l'a aussi fracturé comminutivement, et est sortie à la partie postérieure et inférieure du membre, à 3 centimètres environ au-dessus de la malléole externe. Nous jugeons l'amputation nécessaire ; mais d'autres opérations à pratiquer sur des blessés entrés antérieurement nous obligent de la remettre au lendemain. En attendant, nous appliquons un appareil provisoire, et, pour prévenir une inflammation trop considérable, nous dirigeons sur le membre des irrigations froides continues.

Le 6 décembre. Le malade a passé une nuit agitée, sans cependant avoir beaucoup souffert. Il se préoccupe beaucoup de l'amputation qu'il craint devoir subir. Un nouvel examen de la blessure confirme, pour plusieurs assistants, la nécessité de cette mutilation ; pour nous, confiant dans le moral du malade, qui est excellent, dans l'application du froid, et surtout dans les secours que nous espérons trouver dans l'appareil proposé par M. Baudens contre les fractures de la jambe, nous résistons aux conseils qui nous sont donnés, et croyons devoir tenter la conservation du membre. A cet effet, une incision de 10 centimètres de longueur est pratiquée au-dessus et au-dessous de la plaie, dans une direction parallèle au tibia, et nous parvenons à extraire, soit avec des pinces, soit avec les doigts, sept volumineuses esquilles, qui entraînent, dans toute l'épaisseur de l'os, une perte de substance de cinq centimètres au moins. Celles du péroné nous paraissant moins mobiles sont respectées ; nous espérons que, réunies plus tard par le cal, elles nous aideront à conserver au membre sa longueur normale. Ces opérations terminées, nous procédons à la préparation de l'appareil de M. Baudens. Cet appareil est basé sur le même principe que celui des fractures de la cuisse ; les différentes pièces qui le composent sont : 1º une boîte en chêne ; 2º un petit matelas en crin ; 3º une talonnière ;

4° des bandelettes disposées comme pour le bandage de Scultet ; enfin 5° des lacs pour servir à l'extension, à la contre-extension et à la coaptation, de l'ouate et une solution épaisse de gomme.

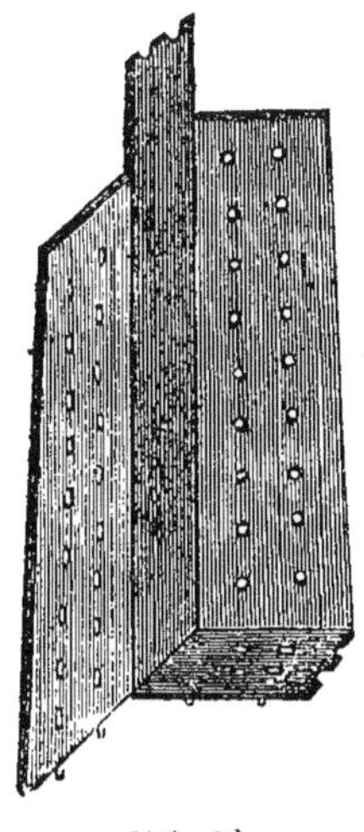

f (Fig. 3.)

La boîte (fig. 3) est beaucoup moins longue que celle de la cuisse ; elle est, comme elle, formée par quatre parois, une inférieure, deux latérales et une terminale ou digitale. Les deux faces latérales sont de longueur égale, de 64 centimètres ; leur hauteur est de 20 centimètres. Elles sont mobiles, percées de trous et articulées par des charnières avec la paroi inférieure : celle-ci a 73 cent. de long sur 22 de large ; elle présente deux échancrures à son extrémité libre ; la paroi terminale a 20 centimètres de hauteur et de largeur ; articulée par deux charnières avec le plancher, elle peut être fixée par deux crochets aux parois latérales, qui alors deviennent avec elle verticales ; elle est percée de trous et échancrée sur le bord supérieur pour le passage des lacs extensifs.

Ces lacs sont placés sous la plante du pied, de la même manière que pour les fractures de la cuisse. Ceux de la contre-extension sont fixés par leur milieu sur les côtés du genou, préalablement recouvert d'une couche d'ouate, à l'aide de tours de bande et d'un morceau de carton, puis leur chef inférieur est renversé de bas en haut sur le supérieur : le tout est recouvert d'une couche de la solution gommeuse, comme nous l'avons indiqué pour les fractures de la cuisse (fig. 4).

La boîte étant ensuite déployée, on arrange sur sa paroi postérieure le matelas en crin, sur celui-ci on étale des bandelettes de Scultet en assez grand nombre pour recouvrir toute la jambe, et au centre de ces bandelettes on met une compresse longuette sur laquelle on étend six autres bandelettes destinées à fixer la talonnière, qui est placée au-dessus de toutes les pièces composant l'appareil.

Ces préliminaires terminés, nous faisons glisser la boîte sous le membre de Perrin, et nous le laissons ensuite mollement reposer sur le matelas et la talonnière. Après avoir pansé simplement le lieu de la fracture, nous appliquons autour de l'extrémité inférieure de la jambe les six bandelettes pour fixer la talonnière. Sur celle-ci nous étendons la compresse longuette, enfin nous recouvrons le tout par les autres bandelettes, en procédant de bas en haut, comme pour l'application du bandage de Scultet ; nous roulons ensuite le long de la jambe, en guise de faux fanons, toute la partie du petit matelas qui déborde le plancher, et nous fermons la caisse en réunissant avec les crochets les parois latérales et terminale.

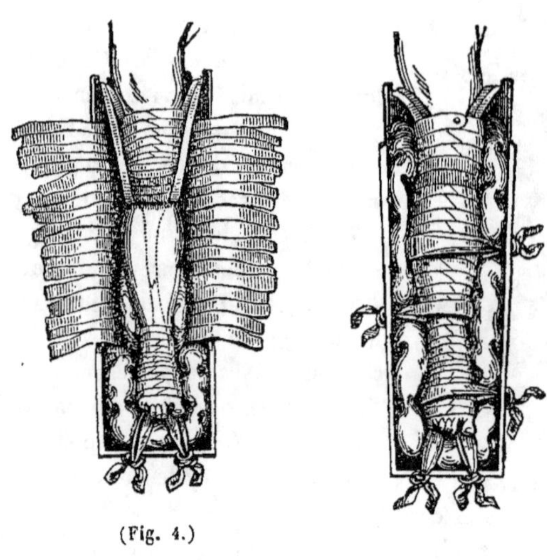

(Fig. 4.)

(Fig. 5.)

Pour opérer la contre-extension, les liens fixés sur le genou sont réfléchis de chaque côté de cette articulation sur les échancrures du bord libre du plancher, puis nous les faisons glisser sous la boîte pour les ramener jusque dans les trous de la paroi digitale, où, après avoir opéré des tractions suffisantes, nous les nouons avec des rosettes. Nous effectuons l'extension par les liens fixés au pied ; deux de ces liens passés dans les trous de la paroi digitale sont tirés d'arrière en avant et selon l'axe de la jambe ; les deux autres sont passés obliquement sur le rebord de cette paroi dans les échancrures pour soutenir légèrement le pied et prévenir la pression du talon, concurremment avec la talonnière, puis nous les fixons avec des rosettes. Nous plaçons ensuite les liens coapteurs au niveau de la fracture du péroné, et nous maintenons la jambe dans une bonne direction en venant la fixer dans les trous de la paroi latérale interne. Les diverses pièces du bandage sont modérément serrées ; l'extension et la contre-extension sont faibles, tout l'appareil est recouvert de glace (fig. 5).

Son application a fatigué le malade ; quand il a repris un peu calme on pratique une saignée de 500 grammes.

Le 7 décembre, la nuit a été moins agitée que la précédente ; la douleur n'est pas très-forte. Pas de fièvre.

Le 8 décembre, l'état est satisfaisant. Réaction faible, grâce à la glace qui a été constamment entretenue. Nous renouvelons sans crainte le pansement, car cette opération peut s'exécuter, avec l'appareil de M. Baudens, sans aucune difficulté. En effet, avec lui on peut panser le malade tous les jours sans faire supporter au membre fracturé aucune espèce de mouvement. Il suffit pour cela d'ouvrir la boîte en abaissant ses parois latérales. Pendant le pansement, l'extension et la contre-extension restent permanentes, puisqu'on ne touche pas à la paroi digitale où sont noués les lacs à l'aide desquels ces deux forces exercent leur action, avantage incontestable qu'il a sur l'appareil de Scultet, qui oblige, pendant le pansement, de faire tenir le membre par des aides dont les forces faiblissent, et qui, quelle que soit leur intelligence, lui font toujours éprouver quelques secousses. Nous trouvons les plaies dans de bonnes conditions.

Le 9 décembre. Le président de la République vient lui-même placer sur la poitrine de Perrin le signe de l'honneur. Cette récompense l'émeut profondément et calme son moral ; la nuit est assez bonne et notre malade goûte, pour la première fois, quelques heures d'un sommeil réparateur. Orange et biscuits.

Les 10, 11, 12, 13 et 14. Les nuits ont été un peu agitées, surtout la dernière ; on ouvre l'appareil pour en chercher la cause, mais tout est en parfait état. Nous exerçons de plus fortes tractions sur les liens extensifs et contre-extensifs. Potion opiacée pour la nuit. La glace est remplacée par les irrigations froides continues.

Le 15. Nuit excessivement pénible. Fièvre. Le malade accuse de vives douleurs dans le membre ; on ouvre l'appareil, la jambe est gonflée, rouge, parsemée de phlyctènes remplies de sérosité rougeâtre ; une escarre de peu d'étendue s'est développée au-dessus de la plaie du péroné, celle-ci a une teinte grisâtre.

Nous redoutons des accidents graves, et, nous reprochant presque de n'avoir pas pratiqué l'amputation le premier jour, nous nous demandons s'il ne faut pas la pratiquer aujourd'hui. Cependant, comme la plaie du tibia est encore dans de bonnes conditions, nous cédons aux supplications du malade. Nous renvoyons au lendemain une décision définitive.

Le 16. Nuit sans sommeil, mais moins pénible que la précédente. Au pansement du matin, le membre présente peu de changement ; mais le mal n'a fait aucun progrès. Continuation des irrigations froides, lavement laxatif.

Le 17. Perrin a passé une nuit meilleure ; il y a du mieux dans l'état général. A l'ouverture de l'appareil, on trouve la plaie presque détergée, la jambe va également mieux ; la tension est moins considérable. Le moral du blessé est excellent.

Les 18, 19 et 20. Journées bonnes, nuits reconfortantes ; les plaies vont de mieux en mieux ; la jambe ne présente plus ni rougeur ni tension. Orange, confitures, biscuits. Tractions sur les lacs extensifs et contre-extensifs ; le malade se plaint de ressentir au genou des douleurs que nous attribuons à la pression du bandage ; nous y remédions à l'instant, en incisant quelques tours de bande.

Les 21, 22 et 23. Tout va bien. On ouvre l'appareil, les plaies ont bon aspect, les bourgeons sont frais, rosés et volumineux, la suppuration louable. Nous nous apercevons que le pied a une grande tendance à se porter en dedans ; nous le redressons, et le maintenons à l'aide de deux liens coapteurs. Vermicelle, soupe de pain, confitures.

Du 23 décembre au 3 janvier. Rien de nouveau, tout continue à être dans un état favorable ; ce jour, nous renouvelons l'appareil, trop profondément humecté par les irrigations froides, dont nous cessons l'usage. Le pied a toujours une extrême tendance à se dévier en dedans ; nous y remédions à l'aide de nouveaux liens coapteurs convenablement disposés.

Le 7. La plaie postérieure commence à se cicatriser, la consolidation du péroné est en bonne voie. Pansement simple.

Le 11 janvier. La tendance du pied à se porter en dedans est toujours extrême ; nous nous félicitons des ressources que nous fournissent, pour y obvier, les liens coapteurs.

Jusqu'au 19 février, le malade a pu être pansé tous les jours, sans qu'aucun mouvement vînt nuire au travail de la consolidation, qui marche à grands pas dans une direction parfaite ; la plaie postéro-externe est cicatrisée, celle qui correspond au tibia l'est dans les deux tiers de son étendue.

Le 8 mars. La consolidation du péroné est complète ; elle est assez solide pour permettre au malade de soulever son pied assez facilement. Il ne reste au niveau du tibia qu'un petit point fistuleux, d'où il sort à peine quelques gouttelettes de pus.

Le 25. Le pied tendant à se fixer dans une position d'extension forcée sur la jambe, nous appliquons sur sa plante une planchette, que nous maintenons avec le plein d'une bande, dont nous arrêtons les extrémités aux trous des parois latérales de la boîte, de manière à contrebalancer l'action des lacs extensifs, sans cependant la neutraliser.

Le 20 avril. Depuis plusieurs jours la jambe a été le siége d'une inflammation assez prononcée. Hier, un point fluctuant s'étant déclaré à sa partie antérieure et inférieure, nous avons pratiqué dans ce point une incision qui a donné issue à une assez grande quantité de pus de très-bonne nature. Nous trouvons ce matin, dans les premières pièces du pansement, une petite esquille, cause probable de tous les accidents.

Le 15 mai. Depuis la sortie de l'esquille, le pus a chaque jour diminué, la plaie se borne à un petit trajet fistuleux : le cal s'épaissit et se fortifie, les mouvements du pied et des orteils deviennent faciles ; cependant nous croyons devoir résister aux prières du malade, qui nous sollicite d'enlever ses lacs extensifs, contre-extensifs et coapteurs, et nous les conservons sans nous relâcher un seul instant de notre active surveillance, jusqu'au 10 juin. Ce jour-là, seulement, après avoir acquis la certitude de la parfaite consolidation osseuse, nous enlevons toutes les pièces de l'appareil pour les remplacer par un simple bandage roulé. La jambe est dans une direction parfaitement normale; elle a toute sa longueur ; seulement elle est le siége d'une dépression sensible au côté interne, au niveau de la perte de substance du tibia ; elle présente, au contraire, au côté externe, vers le lieu où siégeait la fracture du péroné, une tumeur assez considérable produite par le cal ; le membre est amaigri, les muscles jouent difficilement, les articulations tibio-tarsienne et tibio-fémorale sont raides et gonflées. Nous combattons ces suites inévitables par les moyens appropriés ; elles s'améliorent rapidement. Nous croyons, dès lors, pouvoir accorder la sortie le 20 juillet, et bientôt après le courage de notre malade est récompensé par l'épaulette de sous-lieutenant.

Depuis, nous avons bien des fois revu M. Perrin. Sa guérison se consolide tous les jours ; il marche aujourd'hui sans claudication, en s'appuyant à peine sur une faible canne ; il est heureux et satisfait d'être encore en parfait état de rendre à sa patrie de longs et honorables services.

Quand les faits parlent d'eux-mêmes, est-il besoin d'en faire ressortir tous les détails ? Ici, que d'indications multiples à remplir ! L'appareil de M. Baudens nous a permis de n'en négliger aucune. Aussi croyons-nous pouvoir hautement lui attribuer la plus large part dans la conservation d'un membre que nous n'aurions pas, nous l'avouons, osé tenter, si nous n'avions pas eu confiance dans les nombreuses ressources que cet appareil pouvait nous offrir.

TYPOGRAPHIE HENNUYER, RUE DU BOULEVARD, 7. BATIGNOLLES.
Boulevard extérieur de Paris.